Tejedor de Afirmaciones

Una historia para creer en ti mism...

por Lori Lite

ilustrado por Max Stasuyk

¡Felicidades!

En seguida vas a leer un cuento llamado *Tejedor de Afirmaciones*. Una afirmación es un cumplido que te das a ti mismo. Escucha a las maravillosas palabras que usan los amigos del mar. ¡Repite lo que escuches y prepárate para sentirte bien!

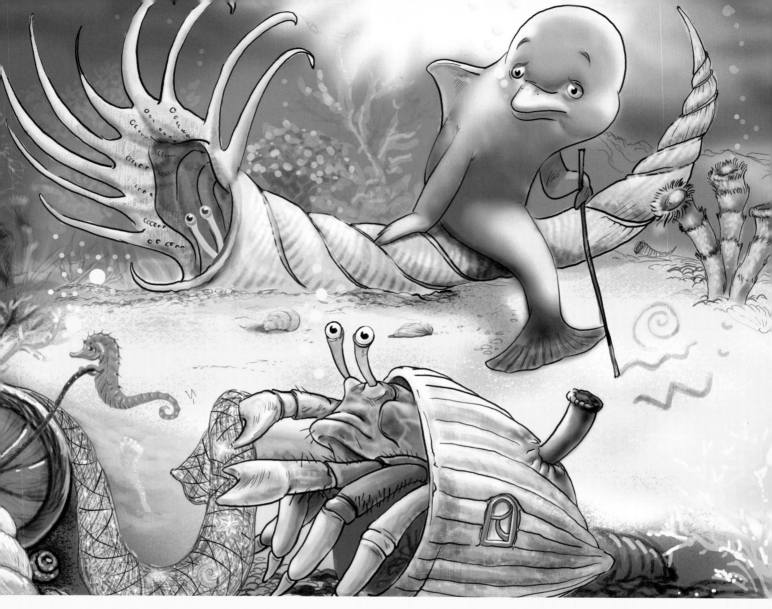

Un delfín joven se sentó en el fondo del mar. Un cangrejo ermitaño tejía una hermosa red hecha con trozos de algas. El cangrejo ermitaño era conocido por todas las criaturas del océano como el Tejedor de Afirmaciones. Él era un cangrejo de muy pocas palabras, con su compleja tela, que traía la felicidad a cualquiera que se tomara un momento para quedarse quieto y disfrutar de su belleza.

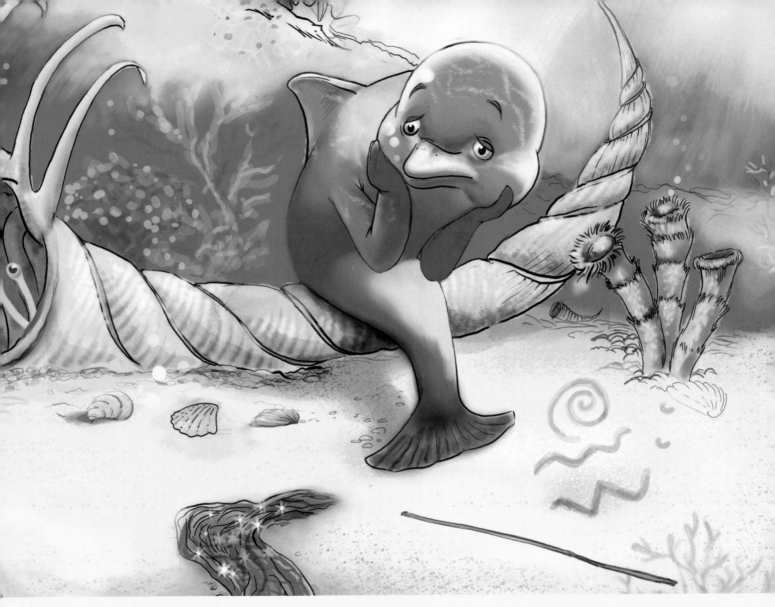

El delfín estaba observando al cangrejo ermitaño tejiendo su tela, pero no estaba prestando atención. Él estaba quejándose y sintiéndose mal consigo mismo.
Se sentía triste y desanimado.

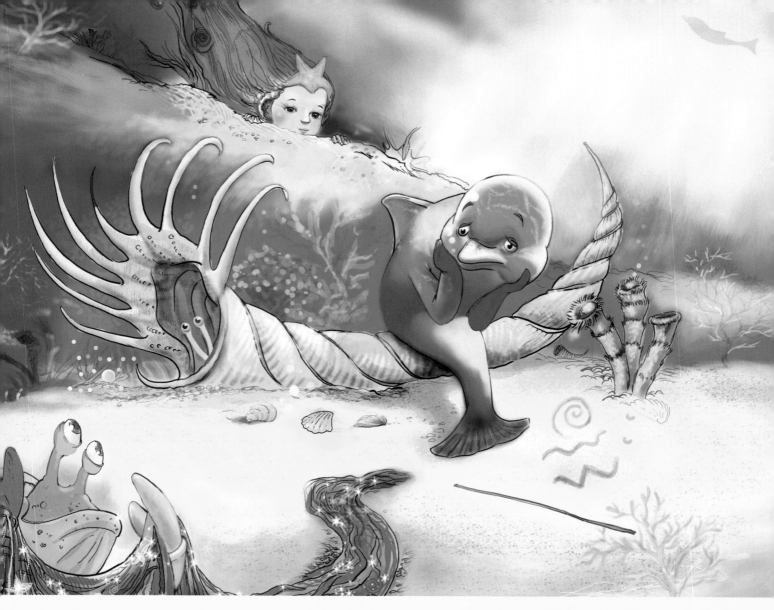

Una niña de mar que había estado observando al delfín decidió preguntarle algo.
"¿Por qué no estás jugando y saltando en las olas con tus amigos delfines?"

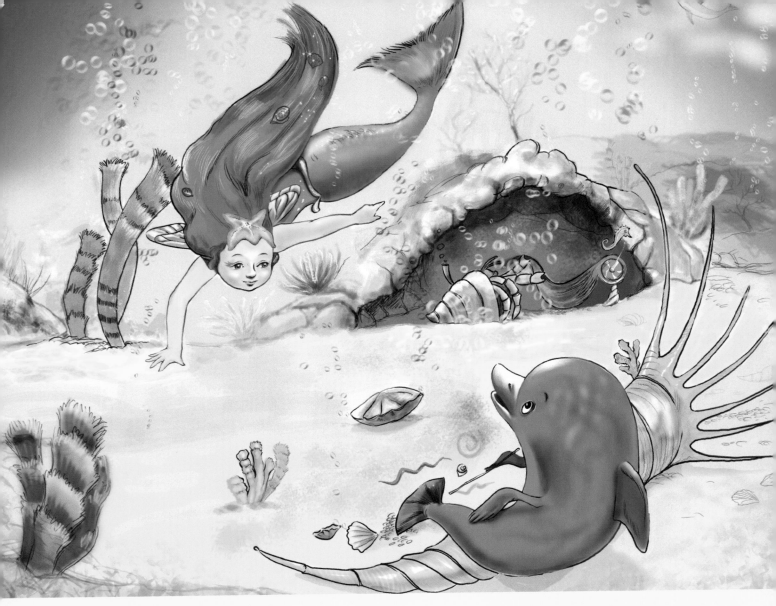

El delfín le dijo a la niña de mar que él no saltaba tan alto como los otros delfines. Él no pensaba que era lo suficientemente inteligente como para aprender todos los saltos y trucos divertidos que los otros delfines sabían hacer. El delfín no se sentía bien consigo mismo y no creía en sí mismo.

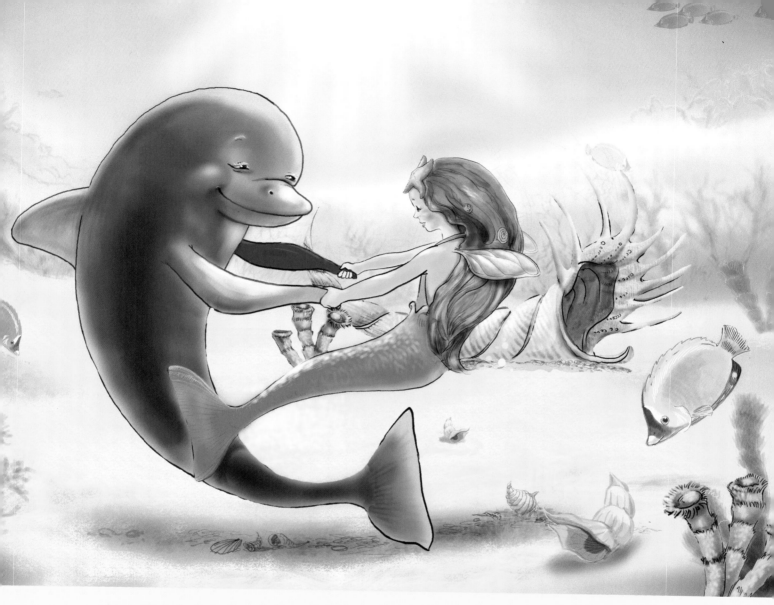

La niña de mar tomó las aletas del delfín y lo miró a los ojos.
"Mis amigos y yo nos sentimos muy felices por dentro. No podemos
ocultar nuestras sonrisas tan fácilmente. Decimos cosas lindas mientras
jugamos y reímos. Queremos mostrarte cómo puedes sentirte así."

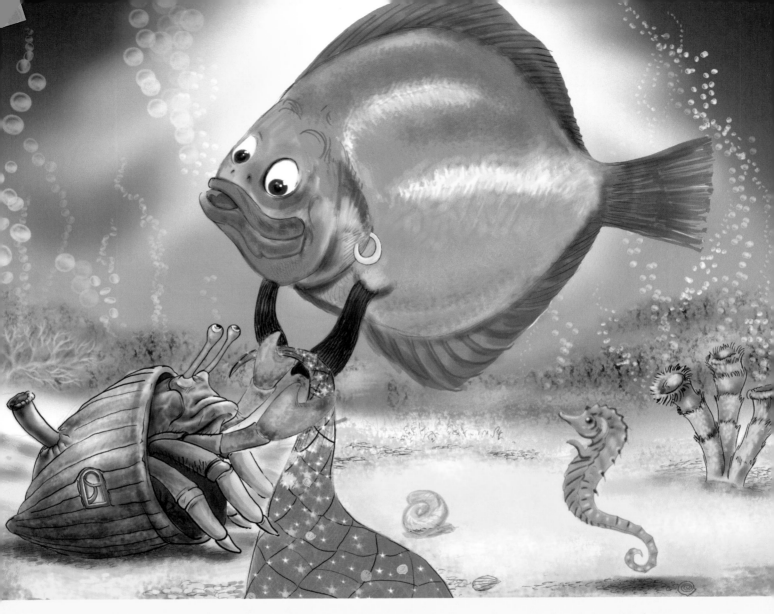

El cangrejo ermitaño escuchó lo que había dicho el delfín y decidió que era el momento de hacer un nuevo tipo de tela. Una platija se sacudió para quitarse la arena de encima. Se situó enfrente del delfín y dijo, **"A mí me gusta como soy."** Y así el cangrejo ermitaño se dirigió hacia la platija dejando atrás una estela brillante de alga.

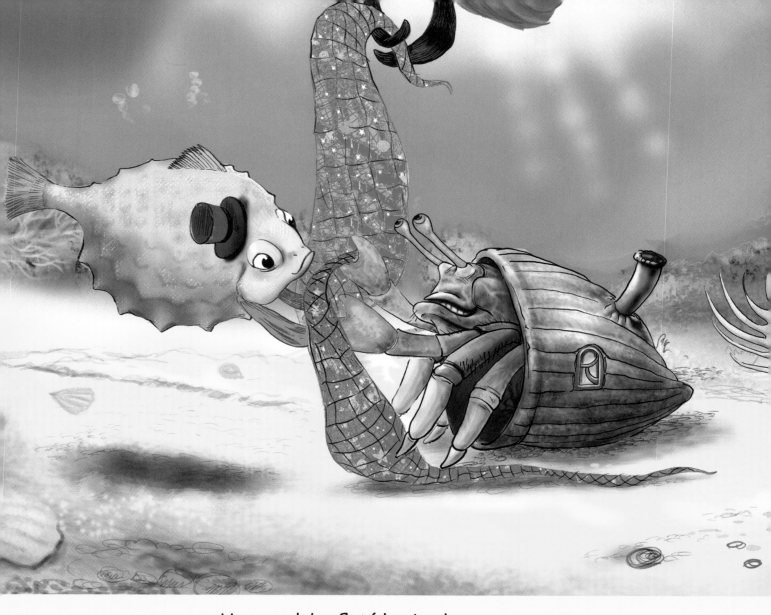

Un pez globo flotó hacia el grupo.
Se situó enfrente de la platija y dijo,
"Yo soy un regalo para el mundo."
Y así, el cangrejo ermitaño se dirigió hacia el pez globo dejando
atrás una estela brillante de alga.

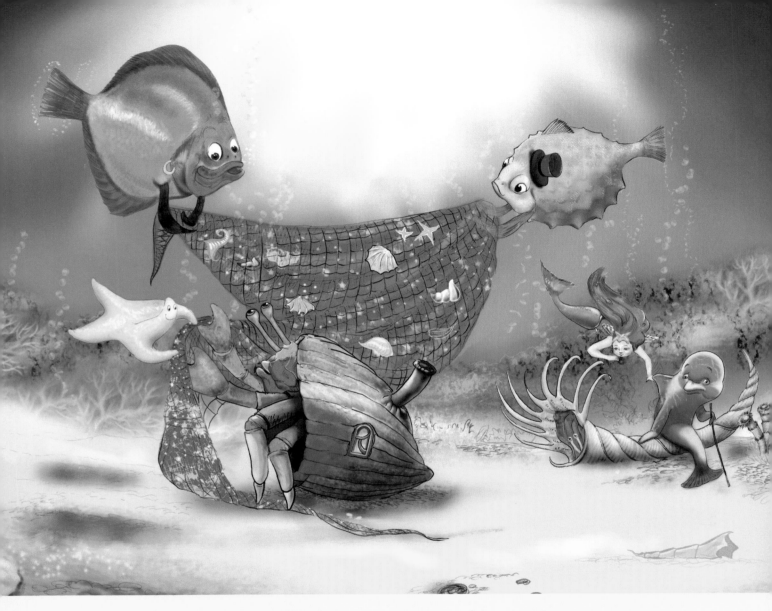

Una estrella de mar se arrastró hacia el grupo.
Se situó al otro lado del pez globo y dijo,
"Yo soy creativa."
Y así, el cangrejo ermitaño se dirigió hacia la estrella
de mar dejando atrás una estela brillante de alga.

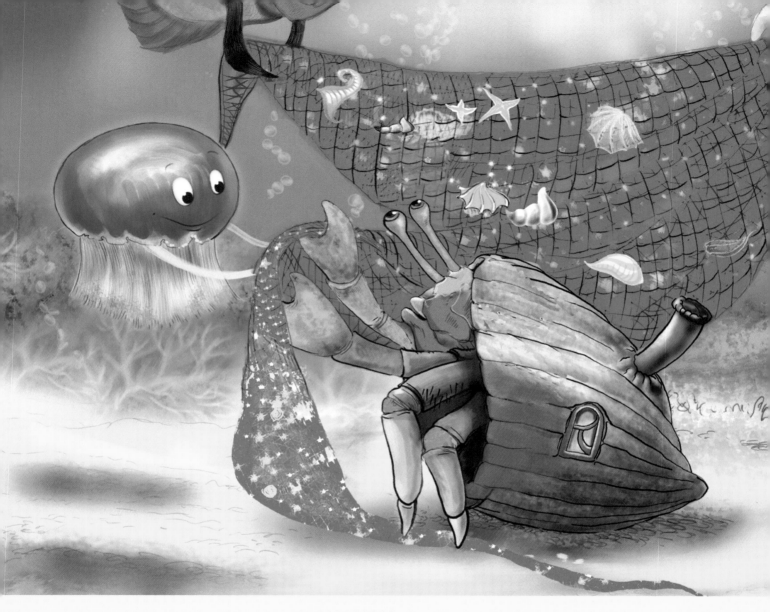

Una medusa flotó hacia el grupo.
Se situó al otro lado del pez globo y dijo,
"Yo creo en mí misma."
Y así el cangrejo ermitaño se dirigió hacia la medusa dejando
atrás una estela brillante de alga.

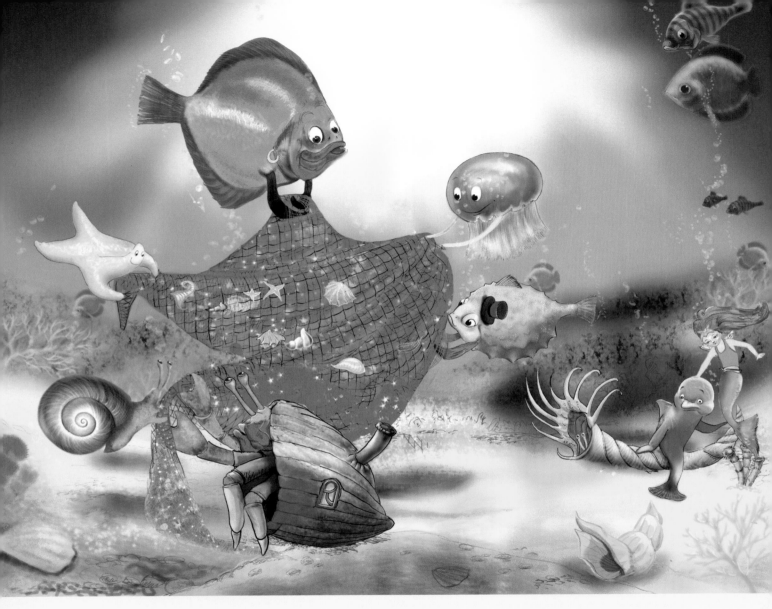

Un caracol pequeño se deslizó hacia el grupo.
Se situó al otro lado de la medusa y dijo,
"Yo aprendo fácilmente."
Y así el cangrejo ermitaño se dirigió hacia el caracol dejando
atrás una estela brillante de alga.

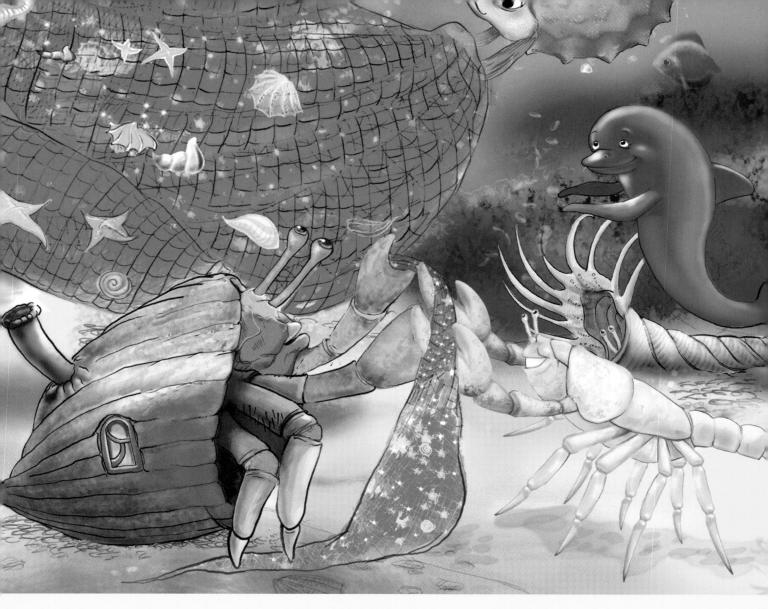

Una langosta se atrevió a salir de su cueva oscura.
Se situó al otro lado del caracol y dijo,
"Yo soy feliz."
Y así, el cangrejo ermitaño se dirigió hacia la langosta dejando
atrás una estela brillante de alga.

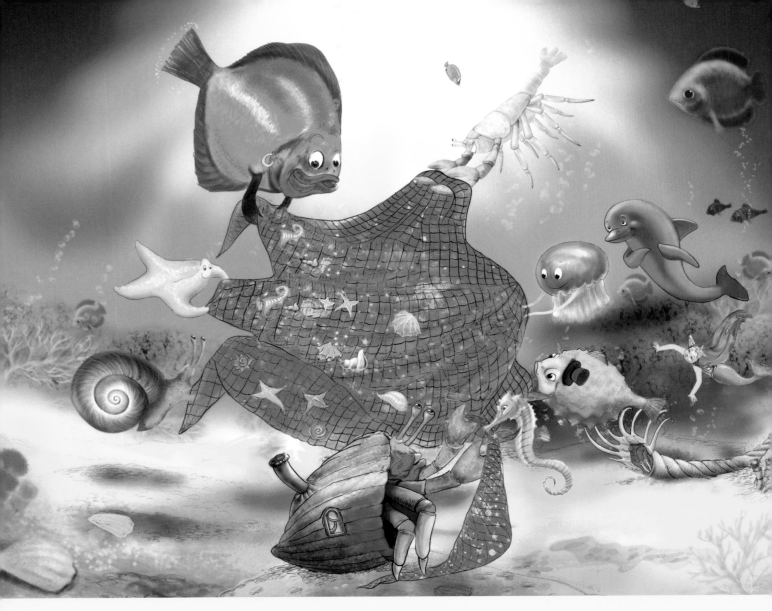

Un caballito de mar entró en el grupo.
Se situó al otro lado de la langosta y dijo,
"Yo estoy lleno de vida."
Y así, el cangrejo ermitaño se dirigió hacia el caballito de mar
dejando atrás una estela brillante de alga.

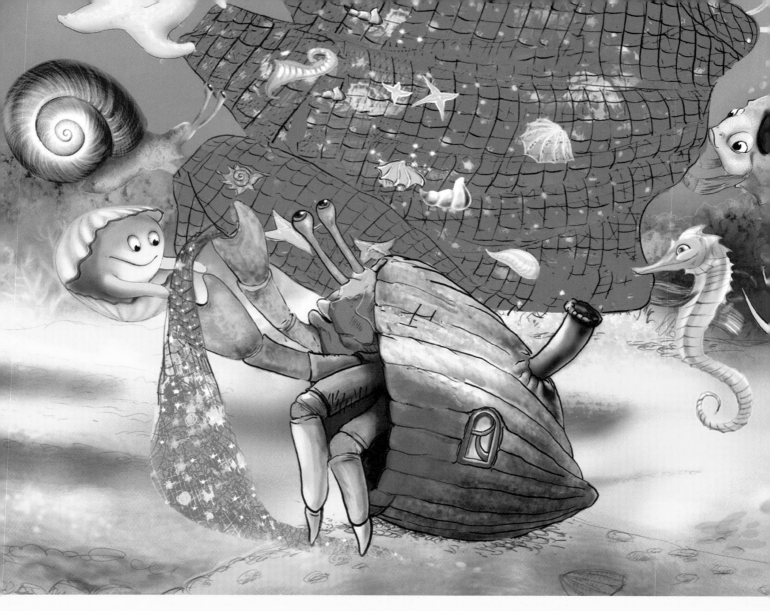

Una almeja apareció de su hoyo subterráneo.
Se situó al otro lado del caballito de mar y dijo,
"Puedo hacerlo."
Y así el cangrejo ermitaño se dirigió hacia la almeja dejando
atrás una estela brillante de alga.

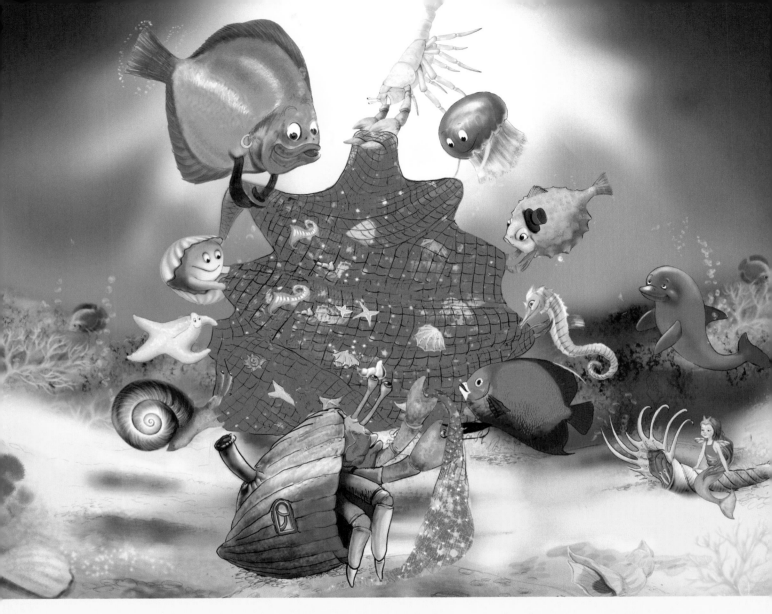

Un pez ángel se deslizó hacia el grupo.
Se situó al otro lado de la almeja y dijo,
"Yo me amo."
Y así, el cangrejo ermitaño se dirigió hacia el otro
lado del pez ángel y se completó la tela.

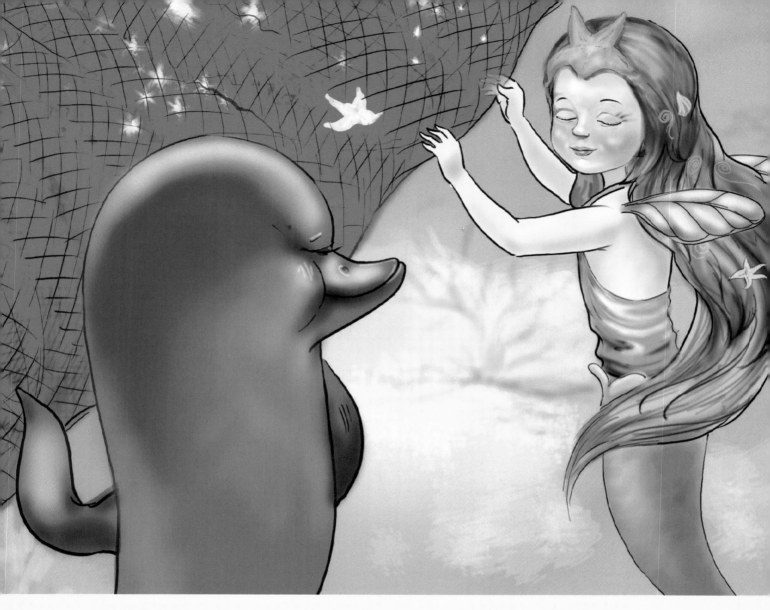

La niña de mar, el delfín, y sus amigos del mar cerraron sus ojos por
un momento. Se imaginaron que podían absorber todas las maravillosas
palabras que acababan de compartir. Se imaginaron cómo sería sentir
la sensación de mover todas las palabras positivas dentro
de sus cuerpos, corazones y mentes.

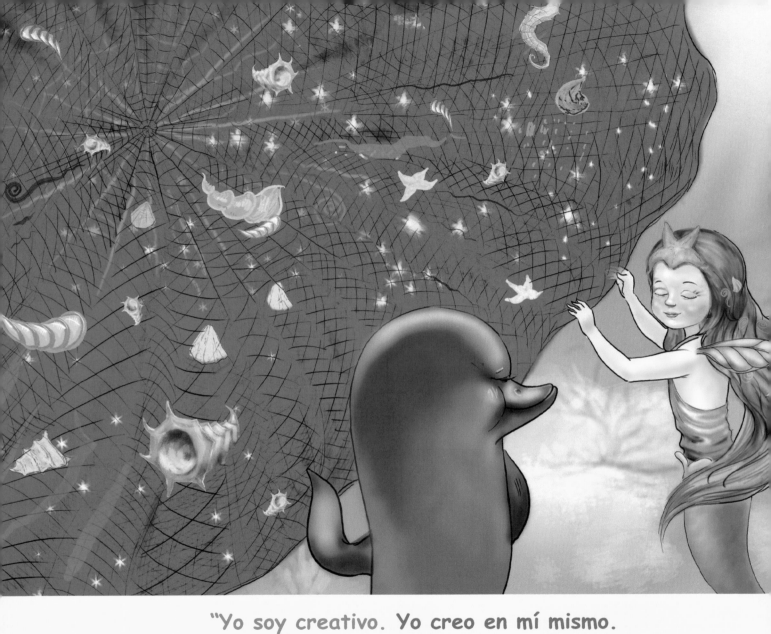

"Yo soy creativo. Yo creo en mí mismo.
A mí me gusta como soy. Yo soy feliz. Estoy lleno de vida.
Yo soy un regalo para el mundo. Yo aprendo fácilmente.
Yo sí puedo. Yo me amo."

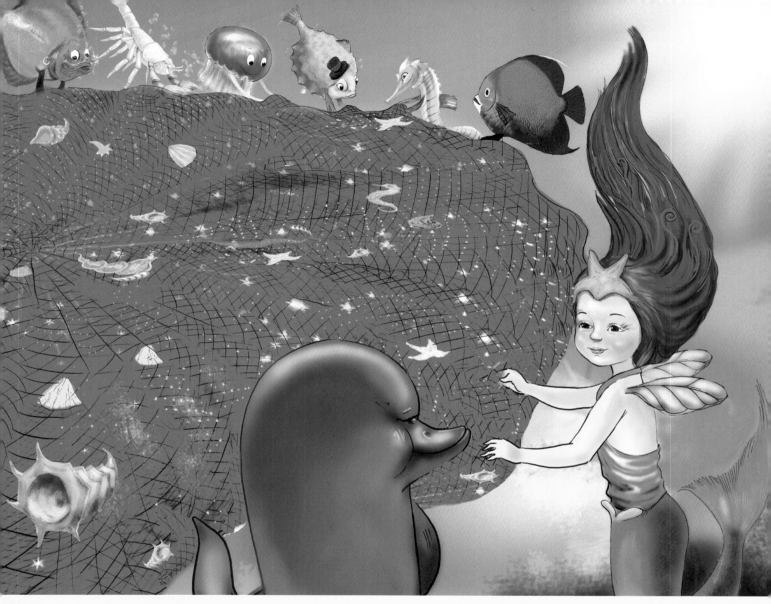

La niña de mar habló con el delfín de nuevo. "Ahora empiezas a sentir la felicidad.
Tienes una sonrisa que no se puede ocultar.
Dí cosas buenas mientras te ríes y juegas.
Las afirmaciones te hacen sentir así."

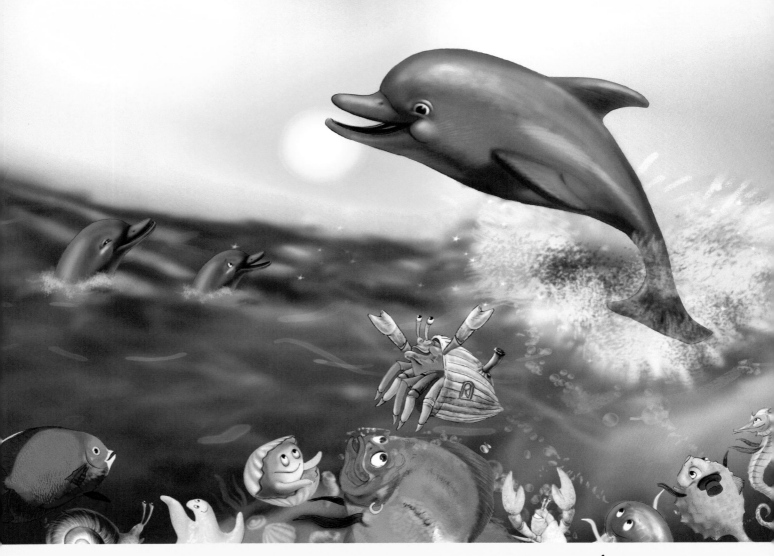

Y así, el delfín nadó hasta la superficie del océano. Él dijo,
"Puedo hacerlo", y saltó sobre la próxima ola y aterrizó
¡con un giro doble y una salpicadura! Sonrió a sus amigos
y a su maravillosa tela.

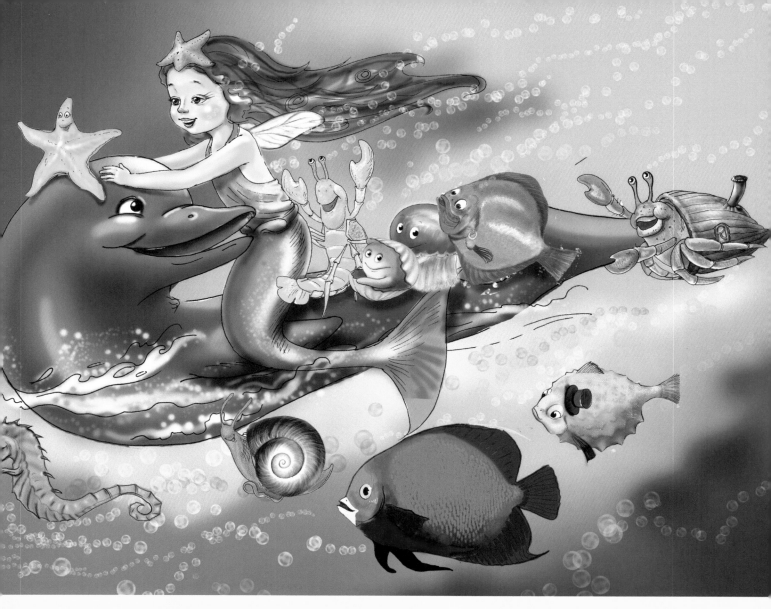

"Yo me amo tal como soy.
Puedo hacer cualquier cosa mientras crea en mí mismo. Mis pensamientos
positivos hacen que me sienta bien, como yo sé que debe ser."

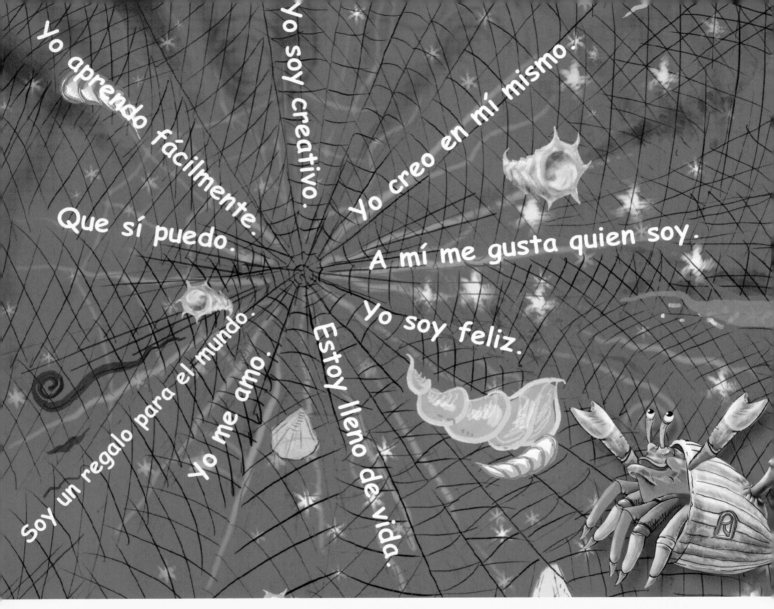

Y así, el cangrejo ermitaño recordó la razón por la cual
se le conoce como Tejedor de Afirmaciones.

Coleccione la serie Sueños del Índigo y mire cómo toda la familia controla su ansiedad, estrés e ira…

Libros audios/CD:

Indigo Dreams

Indigo Ocean Dreams

Indigo Teen Dreams

Indigo Teen Dreams 2CD Set

Indigo Dreams: Garden of Wellness

Indigo Dreams: Adult Relaxation

Indigo Dreams: 3 CD Set

CDs de música:

Indigo Dreams: Kids Relaxation Music

Indigo Dreams: Teen Relaxation Music

Indigo Dreams: Rainforest Relaxation

Libros en Inglés:

The Goodnight Caterpillar

A Boy and a Turtle

Bubble Riding

Angry Octopus

Sea Otter Cove

Affirmation Weaver

A Boy and a Bear

The Affirmation Web

Recursos:

Planes Individuales de lecciones

Stress Free Kids plan de estudios

Libros en Español:

Buenas Noches, Oruga

El Niño y la Tortuga

Montando Burbujas

El Pulpo Enojado

Caleta de la Nutria Marina

Tejedor de Afimaciones

Libros, CDs y planes de lecciones disponibles en www.StressFreeKids.com

CPSIA information can be obtained at www.ICGtesting.com
Printed in the USA
LVIW01n1236030117
519520LV00004B/7